EXPÉRIENCES

Qui prouvent démonstrativement que le vinaigre de vin neutralise le méphitisme qui s'exhale de toutes les matieres en putréfaction.

Par M. Janin de Combe Blanche.

L'efficacité surprenante du vinaigre pour dissiper le méphitisme, c'est-à-dire, la mofette meurtriere des fosses d'aisance pendant leur vuidange, appuyée de dix ans d'épreuves, dirigées spécialement vers cet objet, donnent un prix considérable aux travaux de M. *Janin*; & si le succès répond aux espérances qu'il en fait concevoir, il peut se flatter d'être l'auteur d'une découverte aussi honorable pour lui, qu'avantageuse pour l'humanité.

M. le docteur Hallé.

Rech. sur le méph. pag. 9.

Un des principes le plus généralement adopté par les physiciens, par les chimistes & les naturalistes, est, au témoignage de M. de Buffon, qu'*une suite de faits semblables, une répétition fréquente des mêmes événements, fait l'essence de la vérité physique* : il y avoit donc lieu de croire que j'avois suffisamment prouvé & démontré que le vinaigre neutralise réellement le méphitisme putride, sur-tout ayant mis cette vérité en évidence par une multitude d'autorités, par une multitude de faits & d'expériences vérifiées, bien constatées, & imprimées par les adversaires de l'anti-méphitique; mais malgré cette immensité de preuves, l'auteur du journal de Nismes me donne le conseil de pousser jusque dans le dernier retranchement les incrédules, & sur-tout mes antagonistes.

Comme, dit-il, *la dispute*, *sur l'antiméphitique*, *pourroit-être interminable*, *nous allons la faire finir*, *car nos lec-*

teurs sont dans la perplexité. Essayons de dissiper leurs doutes, & tâchons de les persuader qu'on ne doit point écouter le raisonnement, *toutes les fois qu'on peut être éclairé par l'expérience. Voici la question : il s'agit de savoir si le méphitisme des fosses d'aisance est ou n'est point neutralisé par le vinaigre. Pour découvrir cette vérité, on cherchera une fosse bien méphitique, & l'on y descendra un oiseau renfermé dans une petite cage. Si, après l'avoir laissé quelque temps dans la fosse*, s'il est asphyxié, *la fosse est très-certainement* méphitique. *Alors on injectera une suffisante quantité de vinaigre : après cette opération, on descendra un autre oiseau dans la fosse, & l'on observera de le laisser autant de temps que le premier dans l'atmosphere méphitique. S'il n'est point asphyxié*, les adversaires de M. Janin, ont tort; *s'il l'est*, M. Janin *sera condamné. Nous supposons que, dans l'un & dans l'autre cas*, on aura répété plusieurs fois l'expérience *avec toutes les précautions requises. Voilà notre apperçu :* (c'est celui de tous les savants,) *nous indiquons le puits dans le fond duquel la vérité s'est cachée, c'est à ceux qui l'aiment de l'en tirer*, pag. 83.

Tous mes écrits prouvent que j'aime la vérité; mais cela ne suffit pas, il faut la retirer du fond du puits dans lequel la perversité des hommes l'a plongée, & ils ne l'y ont plongée que parce que sa vive clarté blesse les foibles yeux de l'envie & de la jalousie. Quel malheur! Que faut-il pour faire paroître au grand jour la vérité? C'est de rassembler des faits, en un mot, des expériences décisives, voilà le seul moyen de la faire triompher de ses sombres rivales. Il faut donc prouver & démontrer; 1°. que par-tout où les hommes sont malades, asphyxiés ou frappés de mort subite par le méphitisme putride, le vinaigre, projecté & évaporé, a la puissance d'y remédier dans peu d'instants. 2°. Que les acides possedent seuls la propriété de rappeller à la vie ceux qui ont le malheur d'être malades ou asphyxiés par les vapeurs méphitiques qui s'exhalent des matieres en putréfaction. 3°. Que lorsque ces vapeurs frappent d'asphyxie ou de mort les oiseaux & autres animaux, il suffit de projecter de l'acide acétueux sur les matieres putrides, pour faire cesser la mortalité. 4°. Que là où la lumiere s'éteint par l'action du gaz putride, le vinaigre neutralise promptement ce gaz, & y substitue une quantité suffisante d'air respirable, de maniere qu'alors la lumiere y brûle, & les hommes & les animaux y respipirent tout à leur aise. Qu'on n'imagine pas que c'est par un seul fait que nous allons prouver tout cela, nous allons le prouver par *une suite de faits semblables*, *par une répétition fréquente des mêmes événements; car*, *le seul genre de preuves admissibles en physique*, au témoignage même de la société royale de médecine, *sont des faits*, *des expériences*, *des résultats*, *desquels on puisse juger par le rapport des sens extérieurs*, *& tout ce qui n'en est pas susceptible*, tels que sont, par exemple, les raisonnements de mes antagonistes, *demeure sans démonstraction.* En effet, ils n'ont rien pu démontrer ni prouver; tandis que voici encore des faits, & des faits irrésistibles, qui vont achever d'anéantir leurs raisonnements, leurs sophismes, & leurs subterfuges; ce qui mérite attention, c'est que la plupart de ces faits sont consignés dans les écrits de ceux même qui ont élevé tant de chicanes, tant de difficultés. Qu'on juge de là combien ils sont conséquents. Détournons nos regards sur ce qu'ils ont fait, perdons de vue le mobile qui les a fait agir, c'est assez les punir que de les abandonner à leur inconséquence; que nos yeux soient fixés désormais sur l'expérience, & que nos oreilles soient fermées à jamais à toute espece de clameur; c'est le seul moyen, j'ose dire l'unique, pour parvenir a connoître la vérité; car, dit un auteur moderne, *ce n'est pas aux raisonnements qui ne sont quelquefois que des sophismes, c'est aux faits qui ne mentent jamais à emporter la balance.*

ORDONNANCE *de Messieurs les magistrats municipaux, lieutenants généraux de police, juges des causes civiles & criminelles de la ville de Nismes, qui enjoint à tous particuliers faisant nettoyer les fosses d'aisance de leurs maisons, d'y faire jeter une quantité de vinaigre, proportionnée à la quantité des matieres fécales qui doivent en être enlevées, à peine de 50 liv. damende.*

Du 26 Septembre 1785.

Le procureur *du roi*, a dit : que la mort de trois hommes occupés cette nuit à nettoyer une fosse d'aisance dépendante de la maison du sieur *Rouviere*, négociant de cette ville, doit déterminer MM. les magistrats municipaux à s'occuper des moyens les plus propres à écarter à l'avenir de pareils malheurs. Qu'en remontant à la cause de ce triste événement, on ne sauroit l'attribuer qu'à l'impression funeste des vapeurs pestilentielles qui s'élevent de ces sortes de foyers. Qu'il est facile d'en prévenir les effets, en employant l'anti-méphitique du sieur *Janin de Combe Blanche :* que cet anti-méphitique n'est autre chose que le vinaigre dont on se sert journellement dans nos maisons. Que le succès ne peut plus en être contesté, *d'après les expériences réitérées qui en ont été faites*, & qui ont merité à leur auteur les faveurs du gouvernement, les suffrages des académies, & la reconnoissance du public. Que dans la circonstance actuelle, il convenoit d'éclairer les citoyens sur les dangers qui les environnent, & les moyens de s'en préserver, en enjoignant à tous particuliers, lorsqu'ils feront nettoyer leurs privés, d'y faire jeter une quantité de vinaigre proportionnée à la quantité des matieres fécales qui en doivent être enlevées, à peine d'une amende de 50 livres : requérant que l'ordonnance à intervenir soit imprimée, publiée & affichée par-tout où besoin sera.

Avons, faisant droit sur le réquisitoire du procureur du roi, *ordonné & ordonnons*, à tous particuliers qui feront à l'avenir nettoyer les fosses d'aisance ou privés, d'y faire jeter une quantité *de vinaigre* proportionnée à la quantité des matieres fécales qui doivent être enlevées, à peine de 50 liv. d'amende contre chaque contrevenant. Et sera la présente ordonnance imprimée, publiée & affichée par-tout où besoin sera.

Donné à Nismes, le bureau de police extraordinairement assemblé, le 26 Septembre 1785, MARTIN, premier consul, *maire*. ETIENNE, second consul, *lieutenant de maire*. CABRIT, troisieme consul. SONNIER, quatrieme consul. TROUSSEL, procureur du roi de l'hôtel-de-ville & du bureau de police. Le comte D'IGOINE. DE POSSAC, lieutenant de MM. les Maréchaux de France. COLOMB, bourgeois. *Collationné*, BERDINCQ, greffier.

La présente ordonnance se trouve à Nismes chez C. BELLE, imprimeur du roi.

Expériences qui prouvent que le vinaigre neutralise la méphitisme putride.

I^e. EXPÉRIENCE. Je soussigné, négociant de la ville de Nismes, certifie que dans le mois de Septembre de l'année derniere, ayant fait appeller les vuidangeurs pour nettoyer la fosse d'aisance de ma maison, *trois de ces malheureux, à peine entrés dans cette fosse, périrent étouffés par la vapeur méphitique qui s'en exhaloit.* MM. les magistrats municipaux, instruits de cet événement, rendirent sur le champ une ordonnace portant qu'on emploieroit à l'avenir l'anti-méphitique de M. *Janin de Combe Blanche*, & que chaque propriétaire seroit tenu de faire répandre sur les matieres fécales la quantité de vinaigre indiquée par la méthode de ce célebre artiste. Je fus le premier à exécuter l'ordonnance, j'appelai de nouveaux vuidangeurs; je leur fournis tout le vinaigre dont ils avoient besoin pour vuider ma fosse d'aisance; cette précaution prise, non-seulement *l'infection extraordinaire* dont tout le voisinage s'étoit apperçu *disparut*, mais encore les vuidangeurs parvinrent au terme de leur ouvrage, *sans éprouver la moindre incommodité.* Telle est la vérité exacte de ce qui s'est passé lors de la vuidange de ma fosse d'aisance. En foi de quoi j'ai délivré & signé le présent certificat, pour servir & valoir ainsi qu'il appartiendra. A Nismes le 17 Février 1786,

signé ROUVIERE.

Lettre adressée à M. JANIN, *qui confirme la vérité de l'expérience ci-dessus.*

De Nismes ce 16 Novembre 1785.

MONSIEUR, les plus incrédules, ainsi que les plus entêtés se rendent enfin aux merveilleux effets de votre *anti-méphitique.* Quelques, théoriciens qui n'avoient pas encore éprouvé *le vinaigre* contre les vapeurs meurtrieres qui s'exhalent des latrines, viennent enfin de se convaincre, & il n'a rien moins fallu à la plupart d'entr'eux, *que l'événement fâcheux de la mort de trois hommes victimes du méphitisme de la fosse d'aisance de* M. *Rouviere*, négociant de cette ville. Ces pauvres vuidangeurs ont été si asphyxiés *qu'ils en sont morts, & ce malheur* auroit été suivi d'un nombre d'autres, si l'ordonnance de nos magistrats de police ne fût intervenue pour mettre fin à ce désastre; dès que M. *Rouviere* eut connoissance de votre méthode pour détruire le méphitisme, *il employa le vinaigre*, qui a parfaitement neutralisé cette fosse, & l'a mise en état d'être vuidée, *sans le moindre inconvénient.* L'ordonnance qui oblige à faire usage de votre *anti-méphitique*, est un hommage public rendu à votre découverte, mais il est malheureusement vrai que cette ordonnance a été trop tardive, & que publiée plus tôt, *elle nous eût très-certainement conservé trois vuidangeurs qui viennent de périr.* Quelle leçon pour tous ceux qui ont quelque inspection sur la police !

J'ai l'honneur d'être, *signé* L. VELLU.

IIe. EXPÉRIENCE.

A M. JANIN.

Lyon, le 12 mars 1784.

On ne vous en a pas imposé, Monsieur, lorsqu'on

vous a dit que j'ai fait usage de votre procédé dans la fosse d'aisance de la maison de ma mere; voici les circonstances, vous en tirerez les conséquences. Dans le courant du mois dernier, on a vuidé cette fosse, le travail a duré quinze jours; lorsque les ouvriers ont pu descendre, *ils ont été incommodés, l'un d'eux a été retiré fort malade;* le lendemain *le même accident a eu lieu, & a pensé devenir funeste:* les ouvriers paroissoient craindre de redescendre dans la fosse; je me suis rappellé *votre procédé,* j'ai fait jeter *huit pots de vinaigre dans la fosse,* & depuis ce moment *il n'est arrivé aucun accident.*

Signé MILLANOIS, avocat du roi en la sénéchaussée de Lyon.

IIIe. EXPÉRIENCE.

Rappport fait à M. LENOIR, lieutenant-général de police de Paris, le 12 mars 1782, par un inspecteur de police.

Monsieur, j'ai l'honneur de vous rendre compte que lundi 11 du courant, rentrant chez moi, sur les neuf heures du matin, après ma tournée, rue Neuve St. Laurent, je trouvai un atelier de paveurs aux réparations, à la tête duquel étoit le nommé *Fleury,* qui relevoit le pavé devant la porte cochere du sieur Citron, maître boucher; *je fus saisi de l'odeur fétide qui en sortoit, occasionée par le sang,* qui depuis nombre d'années filtroit entre le pavé; & je trouvai les nommés *Mare & Longcham,* compagnons paveurs, *frappés de cette odeur,* le premier *aux yeux & à la gorge,* & le dernier *de maux de cœur:* je fus à l'instant chez l'épicier prendre trois demi-setiers de *vinaigre,* que je mis dans pareille quantité d'eau; je la répandis sur le pavé & sur la terre; j'en versai sur les mains de ces deux hommes & leur en fis respirer; *ce qui les mit,* deux minutes après, *en état de continuer leur besogne.* Comme ils continuoient à relever le pavé, je fus derechef chercher une chopine *de vinaigre,* que je jetai, comme j'avois fait, sur le nouveau pavé & sur la terre. Les maisons adjacentes, & sur-tout les boutiques, *étoient infectées de cette odeur, qui cessa après mon opération*; ce qui m'attira beaucoup de remercîments, que je reçus, non pour moi, mais pour *M. Janin*, qui a mis, Monsieur, vos officiers à portée *de rendre des services à l'humanité.*

Signé FIÉVILLE, inspecteur de police.

Voilà des faits. D'un côté trois hommes à peine descendus dans la fosse, ont été étouffés par le méphitisme; de l'autre, un nombre de vuidangeurs ont été alternativement asphyxiés ou très-malades, & cela successivement pendant deux jours; enfin, des paveurs aux réparations ont éprouvé, au milieu d'une rue, un commencement d'asphyxie, pour avoir seulement relevé un petit espace de pavé, d'où s'est dégagé sur le champ une mofette; car la *mofette*, dit *M. Gardane*, *se manifeste par l'infection*, *par le picottement des yeux*, *le resserrement de la poitrine & du gosier.* Mais tout changea dès qu'on eut employé *du vinaigre;* dès-lors la mofette disparut; dès-lors la vie des ouvriers fut en sûreté; donc cet acide neutralise promptement le méphitisme, & on ose contester cette vérité! c'est bien ici le cas de répéter *qu'on ne doit point écouter le raisonnement, toutes les fois qu'on peut être éclairé par l'expérience.*

IVe. EXPÉRIENCE.

Il a régné une très-grande mortalité au dépôt royal de mendicité de Lyon, pendant plusieurs années, causée par l'insalubrité de l'air de cette maison; cette mortalité étoit telle qu'il y a eu des mois dans lesquels il est mort jusques au nombre de vingt à trente personnes. Pour en arrêter les progrès, on consulta *M. Colombier*, inspecteur-général des hôpitaux de charité & membre de la société royale de médecine; MM. *Baudot & Pestalozzi*, médecins dudit dépôt: leur avis entendu, il fut fait & signé un *réglement* général, & notamment *de salubrité*, en présence de M. *de Flesselles*, intendant, des administrateurs & des officiers du dépôt; il y fut ordonné,

donné, *pour désinfecter cette maison*, de faire usage, 1°. *Des fumigations avec le vinaigre*, p. 13. 2°. *De laver & nettoyer deux fois le jour les latrines avec l'eau nécessaire*; & pour n'en pas manquer, *chaque ouvroir* doit en contenir *un tonneau, qu'on renouvellera chaque jour*, & dans laquelle *on mettra une pinte de vinaigre*, p. 22; ce mélange sert *à laver & désinfecter les salles*, p. 23. 3°. *Les chaises percées sont vuidées trois fois le jour*, & vraisemblablement lavées avec *de l'eau vinaigrée*; on joint encore à cette précaution *celle de faire, après chaque vuidange, une fumigation avec le vinaigre*, page 40. Qu'a-t-il résulté de l'emploi de l'antiméphitique dans cette maison? Le plus grand succès : il est tel que la mortalité est réduite maintenant à quarante à cinquante personnes par an; tandis qu'avant l'emploi *du vinaigre* en boisson, en fumigation & en lavage, il mouroit en deux mois plus de personnes qu'il n'en meurt actuellement dans toute une année; cependant les renfermés sont, depuis 1783, d'un tiers plus nombreux qu'ils n'étoient ci-devant, à cause de la suppression du bicêtre de la charité : cette différence de mortalité est prouvée & démontrée, témoins les registres mortuaires dudit dépôt. Qu'on dise, après un résultat aussi heureux, que *le vinaigre* n'est pas un puissant antiméphitique; qu'on dise qu'il n'enchaîne pas le méphitisme putride : voilà cependant une expérience consécutive de deux ans & demi qui renverse & détruit tout ce qu'on a fait pour décrier ma découverte. Pauvre humanité! malgré les cris de l'envie, tu jouis du fruit de mes veilles. Eh bien! mes désirs sont remplis, mon cœur est satisfait.

V^e. EXPÉRIENCE.

Une mortalité régnoit dans une blancherie : six ouvriers furent ataqués d'une fievre de la plus grande violence, accompagnée de maux de gorge, *dont cinq sont morts au* bout de trente-six heures, *dans l'état de la putréfaction la plus complette.* Les autres ouvriers, au nombre de septante-cinq, ont été mis à l'usage *de l'eau vinaigrée* pour toute boisson ; dès-lors la mortalité a cessé. *Journal de Paris*, 3 *août* 1783.

*VI, VII & VIII*e. Expériences.

La fievre épidémique & dyssentérique de Mahon a cessé en 1782, lorsqu'on eut acidulé l'eau avec *du vinaigre*. *Courrier d'Avignon*, 5 *avril*. C'est ainsi que la conservation d'une armée, celle d'une foule d'individus entassés dans les hôpitaux ou dans des ateliers, dépend de quelques pintes *de vinaigre*. Je l'ai dit & je le répete, sans cet acide j'aurois perdu celle qui fait le bonheur de ma vie. Par la même méthode, M. *Richard*, médecin, vient de sauver la vie à un jeune homme attaqué d'un dépôt de gangrene à la gorge.

Qu'on ne s'y trompe pas, les maux qui affligent l'humanité & les animaux ont leur source dans la corruption, & la corruption engendre nécessairement le méphitisme : l'expérience n'a malheureusement que trop prouvé que la respiration & les secrétions sont très-méphitiques ; bien plus, il existe en nous *des fluides gazeux méphitiques*, *le canal intestinal & l'estomac* en sont quelquefois remplis, au témoinage de la société de médecine, T. II, p. 428. Ainsi le méphitisme est en nous & hors de nous ; voilà la cause morbifique & mortelle qui tranche le fil de la vie. Le vinaigre est donc un grand moyen, puisqu'il enchaîne l'ennemi le plus redoutable.

*IX, X & XI*e. Expérience.

A M. Janin.

Carcassonne, le 12 *octobre* 1784.

Monsieur, vos lettres justificatives m'ont plus instruit sur le méphitique que tous les autres ouvrages de chymie ; ceux-ci n'ont fait qu'effleurer cette matiere, au lieu que vous l'avez traitée *ex professo*, & cela en battant vos adversaires à platte couture. J'ai l'honneur de vous offrir trois observations que j'ai faites par votre méthode ; elles confirment la vérité des faits que vous avez insérés dans votre *antiméphitique* & dans les lettres qui en font la suite : les expériences que j'ai faites prouvent que votre découverte peut sauver la vie à beaucoup de malades, & préserver d'asphyxie & de mort subite ceux qui sont exposés aux vapeurs infectes.

Premiere observation. Il vient de régner ici une épidémie très-meurtriere : plusieurs personnes furent attaquées d'un dépôt gangreneux à la gorge ; elles furent à toute extrémité, malgré tous les secours que l'art indique en pareil cas. Pénétré de votre théorie, *je mis en usage le vinaigre* en fumigations, & j'acidulai toutes leurs boissons : le calme ne tarda pas à s'établir, & les malades furent promptement guéris par cette méthode ; tandis que ceux qui n'y eurent pas recours périrent en peu de jours.

Seconde observation. Pendant l'époque de cette épidémie, les déjections des malades étoient de la plus insigne fétidité ; celles d'un malade, entr'autres, étoient si vireuses, qu'on ne pouvoit entrer dans sa chambre sans éprouver des nausées, des maux de tête & un commencement de défaillance ; plusieurs gardes-malades s'étoient succédées, & aucune ne pouvoit résister à cette puanteur : *je fis usage du vinaigre* en évaporation, j'en versai dans les vases de nuit, j'en arrosai la chambre ; *& dans l'instant la puanteur cessa*, au grand étonnement de ceux qui auparavant ne pouvoient rester quelques minutes dans la chambre de cette malade, sans y être très-incommodés.

Troisieme observation. Il est de fait que toutes les substances animales en putréfaction fournissent un gaz très-méphitique, conséquemment très-dangereux à respirer ; ce gaz se manifeste par une *puanteur fade ;* cette infection acquiert un plus grand degré d'intensité, lorsqu'on mêle de la suie avec de la colle faite avec des substances animales, sur-tout lorsque cette colle acquiert un ferment putride. En voici une preuve sans réplique. Je me trouvai il y a quelque temps en loge pour une réception : on avoit construit nouvellement une chambre de réflexion ; cette chambre venoit d'être peinte à la colle, mêlée avec de la suie ; ce mélange avoit acquis un tel degré de putréfaction, que le candidat qu'on y avoit relégué y fut à peine trois minutes, qu'il fut fortement asplyxié par le gaz méphitique : heureusement qu'une personne de la loge s'apperçut de cet accident ; on fut promptement au secours de l'asphyxié, on le transporta à l'air libre ; je le fis revenir en peu de minutes, *par le moyen du vinaigre* qu'on répandit sur son visage, sur sa poitrine, & quelques gouttes dans sa bouche & dans les narines. Je soulageai, avec le même acide, ceux qui avoient été au secours de l'asplyxié ; car tous avoient été plus ou moins icommodés par la vapeur méphitique. Ces succès m'encouragerent ; j'arrosai la chambre dans laquelle régnoit la vapeur méphitique, *avec une bouteille de bon vinaigre*, & dans l'instant *la puanteur cessa* de frapper l'odorat ; le méphitisme fut si bien neutralisé, que je rentrai peu de temps après dans cette chambre avec le candidat, sans qu'il y éprouvât, ainsi que moi, *le moindre mal-aise.* Ce prompt succès fit rassembler dans cette chambre vingt-cinq personnes, que la curiosité de ce phénomene & d'un aussi prompt changement y avoient conduites, *sans qu'aucune d'elles y ait éprouvé ni odeur, ni la moindre gêne dans la respiration* ; on y sentoit au contraire *une odeur de vinaigre fort agréable* : j'ai eu pour témoins de ce fait un nombre d'officiers chevaliers de St. Louis, plusieurs conseillers de notre présidial, & autres personnes distinguées. Que répondront vos antagonistes à des expériences aussi heureuses & aussi décisives ? Diront-ils que *le vinaigre* n'est pas *anti-méphitique ?* Croyez-moi, laissez leur dire tout ce qu'il leur plaira, & continuez, comme vous l'avez fait jusqu'ici, à travailler au bonheur de l'espece humaine. J'ai lu quelque part qu'il faut faire du bien aux hommes, malgré leur injustice. J'ai l'honneur d'être, &c.

Signé CALMET, chimiste & maître en pharmacie.

XIIe. EXPÉRIENCE.

A M. JANIN.

Lyon, 24 février 1785.

Monsieur, je pars demain pour Lucques ma patrie; mais avant de partir, il faut que je vous rende compte de vos lettres sur le méphitisme, & des expériences que j'ai faites par votre méthode. Quant à vos opuscules, je vous remercie de cet excellent cadeau, & je ne puis m'empêcher de vous dire que vous avez fait mettre bas les armes à vos ennemis; ils sont à votre discrétion: quant aux faits, voici ce dont il est question; j'ai le plaisir de vous certifier que, ne pouvant résister à *l'infection d'un cadavre* que je disséquois, je fus obligé de sortir de la chambre des dissections, *si incommodé que j'étois prêt de me trouver mal:* je ne rétablis mes facultés physiques qu'en respirant plusieurs fois *du vinaigre*. Lorsque je fus parfaitement rétabli, je rentrai dans la salle des dissections, & cela *en aspergeant devant moi du vinaigre;* j'en versai aussi sur le cadavre, dès-lors *la puanteur fade cessa absolument;* je mis de cet acide en évaporation, & peu de minutes après je fus en état de continuer mes travaux anatomiques: mes confreres & moi nous avons répété ce même procédé, & nous l'avons fait en différents temps & dans différentes circonstances, *toujours avec le succès possible.* Je me rappelle, Monsieur, à ce sujet qu'à Lucques, malgré l'eau sans pareille que je tenois à la main, je fus forcé de sortir de la salle des dissections *très-malade.* Or, vous voyez de quel prix est votre découverte pour faciliter l'étude de l'anatomie, ce grand livre de la nature que le célebre *Descartes* montroit comme sa grande bibliotheque. Que vous êtes heureux, Monsieur, de jouir ainsi du bien que vous faites à l'humanité! Continuez de le faire: s'il existe des ingrats, il existe aussi des cœurs pénétrés de reconnoissance de vos bienfaits; & quel bienfait pouvez-vous faire aux hommes qui soit plus grand, qui soit plus précieux que celui de les instruire sur les moyens capables de conserver leur santé, & les garantir *des dangereux effets de la puanteur ?* Vivez heureux, Monsieur ! vous méritez de l'être, & je ne cesserai jamais de faire des vœux pour votre conservation.

Signé F. MEÏ, médecin-chirurgien vétérinaire.

XIII, XIV & XVe. EXPÉRIENCES.

A M. JANIN.

D'Aix, le 30 novembre 1782.

J'ai lu, Monsieur, avec impartialité votre *antiméphitique*, & les écrits dans lesquels on conteste vos succès. Pour fixer mon opinion, j'ai eu recours à l'expérience; elle seule doit décider de quel côté est la vérité. . . . . .

Premier fait. Le 30 août je fus appellé chez une dame malade; elle avoit fait vernir son sallon de compagnie, situé à côté de sa chambre à coucher : *l'odeur* étoit si forte, si chargée de phlogistique, qu'on respiroit avec difficulté dans cette chambre qu'on tenoit fermée; cette vapeur avoit occasionné à cette dame une fievre nerveuse convulsive : je lui ordonnai les acides en boisson, tels que la limonade, des lavements d'eau tiede légérement *vinaigrée;* enfin, je fis arroser les appartements avec *du vinaigre*, & en fis mettre en évaporation; *l'odeur du vernis disparut*, & la malade *fut promptement guérie.*

Second fait. Une dame malade d'un cancer ulcéré à la mamelle gauche, souffroit les plus vives douleurs; *les nuits étoient très-orageuses*, sur-tout lorsque l'air de sa chambre n'étoit point renouvellé, *& que l'infection étoit concentrée;* je soupçonnai avec raison que *les miasmes putrides* qui s'exhaloient sans cesse de cet ulcere, coopéroient à porter le désordre dans le physique de cette dame. Après les épreuves heureuses que j'avois faites de votre *antiméphitique*, je n'hésitai pas de l'employer dans cette circonstance; la chambre fut arrosée tous les jours avec *du vinaigre :* dès cet instant l'air de cette chambre *cessa d'être puant*, le calme succéda aux douleurs, les nuits furent plus tranquilles. Ce fait, pris sur une multitude d'autres, *démontre l'influence pernicieuse qu'ont les mauvaises odeurs* sur l'économie animale, conséquemment *sur la santé & sur la vie*, & combien il est avantageux d'avoir un moyen de s'en garantir.

Troisieme fait. Le 30 septembre, à peine je fus couché & endormi, qu'*une puanteur horrible* m'éveilla; une vuidange, faite dans une maison voisine, en étoit la cause. Je me levai promptement, j'arrosai ma chambre avec une bouteille *de vinaigre*, & je fus délivré *sur le champ du cruel supplice où cette infection m'avoit mis*: elle ne parvint plus dans ma chambre. Je dois, Monsieur, à votre découverte une nuit tranquille, dont ma santé, bien chancelante, avoit grand besoin. Vous avez été mon bienfaiteur, vous êtes celui du genre humain. Je dois, par reconnoissance, vous adresser le résultat de mes expériences; ce sont des faits qui anéantissent les assertions hasardées qu'il a plu à vos ennemis d'annoncer, pour décrier une découverte précieuse. Laissez, Monsieur, siffler les serpents de l'envie, & ne perdez pas de vue l'humanité à qui vous êtes si utile. Je suis avec la plus haute estime & la plus grande considération, &c.

Signé DARLUC, professeur en médecine de l'université d'Aix, membre de la société royale de médecine de Paris.

XVI. EXPÉRIENCE, *publiée par l'académie royale des sciences de Paris, lors des expériences faites sur les latrines, par MM. Cadet, Laborie & Parmentier, en présence de MM. de Mily, Lavoisier & Fougeroux, commissaires de l'académie.*

Les ouvriers ayant commencé leur travail en présence de *M. Cadet*, dans une fosse située au Temple, devant la porte de la dame *Boucher*, & après avoir remplis *six tinettes, un des ouvriers* nommé *Cholet*, âgé de ving-sept ans, *fort & bien constitué, fut fortement plombé*, (c'est-à-dire, asphyxié complettement); *il tomba sans connoissance, on le transporta dehors, on l'étendit par terre; un des commissaires, conjointement avec M. Cadet, lui administra du vinaigre qu'il avoit dans un flacon; on lui ouvrit la bouche par force, & on y introduisit le cou du flacon: cette premiere opération faite, le malade ouvrit les yeux, on recommença, & dans l'instant il se rereléva sur son séant, on lui frotta les tempes & le nez avec le même vinaigre; il se releva tout-à-fait, disant qu'il étoit prêt de recommencer son travail: l'asphyxie ne dura que deux minutes. Rapp. de 1778, p. 95.* Qu'a conclu de ce fait l'académie? Le voici. Elle affirme que *le vinaigre paroît agir plus directement dans l'accident du plomb; elle l'a prouvé par l'expérience ci-dessus.* Comment donc a-t-on osé, après un fait aussi bien constaté, après *une expérience* aussi décisive; comment, dis-je, a-t-on osé prétendre que *le vinaigre* ne neutralise point le méphitisme qui s'exhale des matieres putrides? Dira-t-on que le vinaigre n'a agi qu'en qualité de stimulant, & non pas en neutralisant le gaz méphitique qui causoit l'asphyxie de *Cholet?* Ah! si on avance un tel paradoxe, un tel subterfuge, on peut facilement l'anéantir par l'expérience même de mes antagonistes. Interrogeons d'abord MM. *Cadet, Laborte & Parmentier;* ils vous diront, car ils l'ont fait imprimer, que lors de leurs *expériences sur les latrines*, les asphyxies des vidangeurs étant très-fréquentes, *ils ont fait respirer de l'alkali volatil* à ces pauvres malheureux, sans que ces chimistes *se soient apperçus que ce secours leur ait été d'aucune utilité sensible*, p. 12. L'académie en a dit autant dans son rapport, p. 53. La société de médecine & le docteur *Hallé* ont vérifié & bien constaté que *l'alkali volatil administré avec toutes sortes de précautions* aux asphyxiés par cause méphitique, *ne fait qu'aggraver les symptomes.* Ce n'est donc pas en qualité de stimulant que le vinaigre rappelle à la vie ces sortes d'asphyxiés, mais par sa qualité acide. En effet, toutes les expériences ci-dessus forment déjà un foyer qui met en évidence que le vinaigre neutralise

promptement

promptement le gaz méphitique putride. Augmentons ces faisceaux de lumiere par de nouveaux faits.

XVII, XVIII & XIXe. EXPERIENCES, *faites par M. Cadet, & publiées par M. Hallé en 1785.*

On se rappelle le malheureux événement arrivé à l'égout de la porte St. Antoine le 8 juin 1781, malgré les procédés qu'y employa *M. Cadet : plusieurs ouvriers y perdirent la vie ;* un plus grand nombre y fut *asphyxié*, & d'autres *très-malades.* Cette catastrophe a donné lieu à un rapport de l'académie, dans lequel on lit que *ceux qui ont usé abondamment des acides, ont été promptement rappellés à la vie.*

Malgré tant de malheurs, on osa *procéder encore, le 23 juin 1781, au nettoiement de l'égout de la rue Verte*, & cela en y employant les mêmes moyens de *M. Cadet*. En vain il augmenta le nombre des fourneaux chargés de feu ; en vain il augmenta les projections de la chaux : les ouvriers éprouverent bientôt l'insuffisance de tous ces moyens, au témoignage de l'académie ; elle affirme, dans son rapport de 1781, que *sept ouvriers descendirent dans cet égout ; les mouvements de leurs jambes dans la vase dégagerent une grande quantité de vapeurs méphitiques ; quatre hommes furent retirés sans mouvement, & les frictions avec le vinaigre les ont rappellés à la vie.*

La plume me tombe des mains au récit de tant de malheurs causés par le méphitisme, au récit des faits qui prouvent l'insuffisance des moyens imaginés par *M. Cadet* ; mais je la reprends cette plume, pour conclure de tous ces faits, que sans le vinaigre toutes ces victimes du méphitisme auroient été la proie de la mort : elles doivent donc la vie à ce merveilleux acide, cela est évident. Passons à d'autres preuves sur l'efficacité toujours soutenue de ce remede, car l'académie nous en fournit un nombre dans le même rapport ; rapport qui a été fait & signé par MM. *Vicq-d'Azir*, *Leroy & Morand :* ils y rappellent le triste événement arrivé, le 19 juillet 1781, dans une fosse d'aisance nouvellement vuidée *rue des Gravilliers ; trois maçons*, disent-ils, *y furent asphyxiés, un est mort, les deux autres ont été traités avec les aspersions d'eau & de vinaigre, & on a été assez heureux de les guérir*, graces à ce puissant acide (*a*).

(*a*) J'ai donc dit la vérité, lorsque j'ai annoncé que les moyens employés par *MM. Cadet, Laborie & Parmentier* augmentent l'énergie du méphitisme; aussi le parlement a reconnu *que le public, loin de retirer aucun avantage du privilege exclusif du ventilateur, en éprouvoit beaucoup plus d'inconvénients :* en conséquence, il a sursis ce privilege par son arrêt du 12 décembre 1785. On se rappelle aussi que ces trois chimistes connoissant l'inulité de leurs inventions, ont eu recours à ma découverte, & cela pour exhumer plus de seize cents deux cadavres à Dunkerque, & ils l'ont employée avec un plein succès. Enfin, on se rappelle que *M. Vicq-d'Azir* est l'auteur d'un ouvrage qui a pour titre, *Exposé des moyens curatifs & préservatifs contre les maladies pestilentielles, in-8.* de 728 pages, dans lequel il indique à chaque instant *le vinaigre* comme remede & comme préservatif. Il le prescrit en boisson, en fumigation, en lavement, & pour rappeller à la vie les malheureux asphyxiés par les vapeurs méphitiques. Le *vinaigre* est donc un puissant remede; mais cela n'a pas empêché *M. Vicq-d'Azir*, en qualité de secrétaire perpétuel de la société royale de médecine, d'insérer une vive déclamation contre le vinaigre, dans l'histoire de cette compagnie : c'est là où il prétend qu'avec *le vinaigre on a trompé, séduit & induit le public en erreur;* & il l'a prétendu après avoir consacré 728 pages à célébrer cet acide. Quelle inconséquence! Les expériences que je publie aujourd'hui feront connoître si *M. Vicq-d'Azir* a dit la vérité dans son histoire. Comment se peut-il qu'un écrit destiné aux progrès de l'art contienne des invectives, contienne des allégations démenties par les ouvrages du même historien ? Ce contraste seul annonce le projet concerté d'anéantir l'émulation. Quoi! celui qui par état, & par la place qu'il occupe, doit défendre la vérité, dirige sur elle les traits envenimés de l'envie! Son objet n'a donc pour but que de la blesser & de la précipiter dans le puits? & cette entreprise inouïe a lieu dans un siecle qu'on dit philosophe. Qu'auroit-on donc fait dans des siecles barbares? je le demande à *M. Vicq-d'Azir*, secrétaire & historien.

Or, je demande quel auroit été le le sort de tant de victimes du méphitisme, si on ne leur avoit pas administré du vinaigre ? Certainement elles auroient péri infailliblement; car le gaz méphitique est un poison subtil en effet, sa virulence, en éteignant le principe vital, porte le désordre dans le genre nerveux, & notamment *sur la région épigastrique : c'est là où se porte spécialement l'action de la vapeur méphitique;* l'estomac en est toujours la premiere victime; dès-lors les forces centrales sont sans énergie, au témoignage de la société royale de médecine, de l'académie, de *MM. Cadet, Vicq-d'Azir, Leroi, Morand, Hallé, &c.* Donc si cette vapeur se réfugie dans l'estomac, elle y exerce ses ravages, jusqu'à ce qu'elle soit neutralisée *par le vinaigre.* Il faut donc considérer cet acide comme un antidote contre ce poison subtil; il en détruit l'acrimonie virulente, & cela dans l'instant; c'est par cette propriété que le vinaigre rappelle sur le champ à la vie ceux qui ont eu le malheur d'être asphyxiés par le méphitique. Il est donc un spécifique assuré en pareil cas ? Achevons de le prouver en nous étayant toujours de l'expérience.

Ou le vinaigre est antiseptique, ou il ne l'est pas : or, s'il possede cette qualité, alors j'ai raison de la lui attribuer, & *M. Vicq d'Azir* a tort de la contester. Si au contraire cet acide n'a pas cette propriété dans ce cas, *M. Vicq d'Azir* a induit lui-même *le public en erreur*, lorsqu'il a employé 728 pages, en 1776, pour célébrer la puissance du vinaigre contre les maladies putrides, conséquemment très-méphitiques & contagieuses. C'est ainsi que, par ce seul dilème, je renferme M. Vicq-d'Azir dans un labyrinte d'où je le défie de sortir; c'est ainsi que je le rétorque par ses propres arguments, & que je le mets dans l'impuissance de me répondre d'une maniere solide & péremptoire : cependant c'est lui qui est l'agresseur, c'est lui qui m'a provoqué au combat; voyons quelle va être maintenant sa contenance.

XX & XXIe. **Expériences**, *faites par M. Hecquet, chirurgien-major, lors de l'exhumation faite à Dunkerque en 1783, publiées par MM. Cadet, Laborie & Parmentier, dans le recueil des pieces concernant cette exhumation.*

Ma santé, dit M. Hecquet, *n'avoit souffert aucune atteinte, lorsque, dans la nuit du 15 au 16* de l'exhumation, *je m'éveillai avec une chaleur brulante, des douleurs dans tous les membres, mal à la tête, & une soif dévorante. Je pris*, dit-il, *le parti de boire abondamment de l'eau chaude avec du vinaigre & du sucre : une sueur abondante suivit bientôt, qui dissipa la fievre & les douleurs de tête : il attribue cette crise à l'air fade & corrompu des fouilles*, pages 47 & 48.

Un ouvrier éprouva, par la même cause, la même maladie; *mais le mal de tête & la fievre qui l'accompagnoient, céderent à la limonade*, page 12.

Donc les acides remédient promptement au désordre causé par le méphitisme; sans eux les malades ci-dessus auroient infailliblement péri; je le prouve par l'observation que *M. Hecquet* a insérée dans son journal, en date du 21 mars. *M'étant apperçu*, dit-il, *qu'il me manquoit un ouvrier, je demandai ce qu'il étoit devenu : on répondit que cet ouvrier s'étant plaint dès le matin d'un violent mal de tête & de gorge, on l'avoit renvoyé chez lui. On vint dire à M. Hecquet, vers les cinq heures de l'après-midi, que ce misérable étoit fort mal. Ne pouvant le voir, vu le nombre prodigieux d'exhumations de ce jour, il donna l'ordre de le faire conduire à l'hôpital. Il se proposoit d'aller l'y voir, lorsqu'il apprit qu'il étoit mort, attaqué d'une fievre ardente, d'une douleur insupportable à la tête, & d'une inflammation gangreneuse à la gorge, qui l'a fait succomber en peu d'heures*, p. 51 & 52.

Or, la maladie de *M. Hecquet*, & celle du premier ouvrier, avoient la même cause que celle qui a conduit ce dernier en peu d'heures au tombeau; elles avoient la même identité de symptômes: d'où vient donc que les deux premiers ont guéri, & que le dernier est mort? C'est qu'on n'a point administré à celui-ci des acides, tandis que les autres en ont été abreuvés. Ils doivent donc la vie aux acides; & ils n'ont été spécifiques en pareil cas, que parce qu'ils ont annihilé les miasmes virulents qui avoient porté le désordre à la gorge, & dans la région épigastrique. La cause détruite, les malades ont guéri: la cause n'a pas été détruite chez le dernier; alors le méphitisme a agi comme un poison actif, & a fait périr promptement cet infortuné.

XXIIe. EXPERIENCE.

Extrait du journal de M. Cadet, 10 *juin* 1784.

Le nommé *Laurent*, du lieu de la Villette, avoit prêté sa cave à un jardinier poûr y faire des couches de champignons: on y descendit, à cet effet, beaucoup de fumier, que l'on imbiba dans la cave, d'une assez grande quantité d'eau. Le 6 juin, à huit heures du matin, ce jardinier, descendant *avec une chandelle* dans la cave, fut fort étonné de la voir *s'éteindre. Laurent* y a descendu, & tous les deux *ont été suffoqués.* La servante de *Laurent* ne les voyant pas revenir, & ayant été les rejoindre, *a éprouvé le même sort.* Un suisse, de bonne volonté, fut attaché d'une longue corde, il descendit dans la cave, prit *Laurent* dans ses bras, le porta sur les premieres marches; *mais se sentant suffoqué*, il cria, faites moi jour, il remonta si *malade* qu'il fut asphyxié. Un homme robuste se présenta, on l'attacha solidement, & d'une autre corde qu'il tenoit à la main, il attacha *Laurent*, en deux minutes cependant il fut frappé du méphitisme plus vivement *que le suisse;* il remonta, tomba dans la rue, & entra dans des convulsions épouvantables; *on rappella à la vie ces deux hommes avec du vinaigre.* Or, si après l'accident arrivé à *Laurent*, à sa servante & au jardinier, on avoit répandu dans cette fatale cave *du vinaigre*, il est évident, que ceux qui ont été à leurs secours n'auroient pas été asphyxiés; car cet acide ayant eu la puissance de les rappeller à la vie, les auroit très-certainement empêchés d'être les victimes du gaz méphitique. Il suit de là que *les sept personnes qui sont mortes à Metz*, à l'ouverture d'une fosse d'aisance, au rapport de M. *Cadet*, voyez son journal, 3 juillet 1784, seroient encore pleines de vie, si on eût neutralisé cette fosse la veille de son ouverture, en projectant par les lunettes des conduits une suffisante quantité *de vinaigre*, mi-partie d'eau. Eh plut à Dieu ! qu'on eût connu plutôt la vertu anti-méphitique de cet acide, les catastrophes ne se seroient pas aussi multipliées qu'elles l'ont été ; il est temps de remédier à tant de malheurs ; malheurs qui se renouvellent si souvent, & dont tant de siecles ont été les témoins. Heureusement le flambeau de l'expérience est venu enfin nous éclairer ; c'est lui qui va désormais dissiper les ténebres de l'erreur & de l'ignorance où nous étions tous plongés.

XXIIIe. EXPÉRIENCE *faite par M. le docteur* HALLÉ, *de la société royale de médecine de Paris.*

Il a vérifié, & bien constaté sur lui-même, que le méphitisme putride est de nature alkaline, il a vérifié que *l'action de cet alkali putride sur notre odorat produit un mal de tête subit, suivi de nausées, de défaillance, & d'un commencement de somnolence*, c'est-à-dire, qu'une vapeur aussi méphitique, produit une asphyxie commençante. M. *Hallé* en parle avec certitude ; car, en faisant des expériences sur de l'urine en putréfaction, conséquemment très-puante & très-méphitique, il fut atteint subitement par cette vapeur vireuse ; elle porta un si grand désordre dans ses facultés physiques, *qu'il fut prêt de se trouver mal.* Il y remédia en respirant un acide, & il en fit usage avec un tel succès, qu'il affirme, qu'*en un instant le mal de tête, les nausées & la défaillance furent dissipées & neutralisées par l'acide.* Donc l'acide neutralise le méphitisme. Peut-on le révoquer en doute, lorsqu'un docteur tel que M. HALLÉ l'a éprouvé sur lui-même, peut on le révoquer en doute, lorsque la société de médecine a adopté cette observation en la faisant imprimer dans ses métoires? Comment donc a-t-on osé prétendre que l'acide ne neutralise pas le méphitisme, sur-tout, après l'avoir vérifié & bien constaté sur un des membres de cette société, sur-tout après avoir fait imprimer une expérience aussi décisive? Les allégations de mes antagonistes peuvent-elles être opposées à un fait certifié véritable par eux-mêmes & par tant de savants? Des allégations peuvent-elles être opposées à des faits peremptoires tels que ceux concontenus dans cette collection? Je le demande à tout homme impartial; voilà cependant le récit fidele d'un nombre d'hommes malades ou asphyxiés par le méphitisme, qui doivent la santé & la vie aux acides; voilà des cloaques mortels qui ont cessé de l'être dès qu'on y a répandu *du vinaigre*. On ne doit donc pas écouter le raisonnement lorsqu'on peut être éclairé par l'expérience. Voyons maintenant qu'elle est l influence du méphitisme sur les oiseaux & autres animaux; interrogeons encore ici l'expérience, par-là nous saurons si le vinaigre, en neutralisant le méphitisme, empêche les animaux de périr, là où, avant les projections de cet accide, ils étoient asphyxiés ou frappés de mort subite.

XXIV. EXPÉRIENCE, *qui démontre que l'acide acéteux neutralise le méphitisme provenant des eaux corrompues.*

A M. JANIN.

Lyon ce 24 Février 1786.

Monsieur, le succès de l'expérience que vous avez faite le 18 de ce mois à l'école royale vétérinaire, fixera certainement l'opinion du public, sur *l'anti-méphitique* que vous avez découvert, & j'ose croire que, celles que j'ai faites en mon particulier ne méritent pas moins son attention.

J'ai à ma maison de campagne un réservoir assez vaste & profond, qui reçoit les eaux de pluie provenant des toits & de la cour, les eaux surnuméraires d'une pompe, les lavages des lessives & de savonage, & dans lequel ont été souvent jettées des matieres animales, même des animaux entiers, & des débris des végétaux. Cet assemblage étoit devenu infect: je crus que l'action de l'air & la chaleur du soleil, développoit & augmentoit *la puanteur* qui se dégageoit de cette eau stagnante qui étoit noirâtre. Je me déterminai, croyant d'y remédier, à faire couvrir ce réservoir d'un plancher distant de la surface de l'eau d'environ six pieds; je pratiquai au-dessus une grande voliere, j'y mis un nombre d'oiseaux, mais je ne tardai pas à m'appercevoir qu'il y regnoit une mortalité qui dépeuploit journellement ma voliere : cependant elle étoit ouverte du côté du midi & du couchant, ainsi ce n'étoit pas faute d'air que les oiseaux mouroient; je soupçonnai que la puanteur qui s'exhaloit des eaux qui étoient en-dessous, pouvoit en être la cause, je crus y remédier en faisant ouvrir au-dessous du plancher, des jours du côté du nord pour faciliter un courant d'air, & donner des issues aux vapeurs méphitiques; ce moyen ne produisit aucun effet; non-seulement la mortalité continua, tant sur les anciens que sur les nouveaux oiseaux que j'y mis; mais encore l'odeur infecte qui s'en exhaloient étoient devenueplus incommode pour ceux qui se promenoient dans mon jardin, alors je mis en usage le lait de chaux que je versai dans le dit réservoir, j'y fis même fuser quelques pierres de chaux vive; mais loin d'avoir produit l'effet désiré, ce moyen développa encore plus *la puanteur*, au point qu'elle étoit insoutenable : elle se porta alors jusque dans mes appartements; la mortalité fut si grande que je perdis en un jour tous mes oiseaux. Enfin j'eus recours *au vinaigre*, j'en répandis dans mon réservoir environ une demi bouteille, *& dans l'instant l'odeur infecte fut anéantie*, je repeuplai ma voliere, *la mortalité des oiseaux cessa*, à ma grande satisfaction; il est vrai que je réitere *les projections du vinaigre* environ tous les trois mois, moyennant cette précaution, je ne suis plus incommodé, ni ma famille, ni mes amis, ni mes oiseaux, je m'empresse, Monsieur, de vous faire part de mes expériences, elles me paroissoient confirmer celles que vous avez publiées.

Sgné, MACORS, conseiller du roi, notaire à Lyon.

Pour

Pour prouver l'importance de cette expérience, & sur-tout de son succès, il faut placer ici ce qu'a publié la société de médecine sur les dangereux effets des vapeurs qui s'exhalent des eaux corrompues.

Personne n'ignore, dit-elle, *combien les lieux voisins des eaux stagnantes sont un séjour mal-sain; elles le sont par les vapeurs mal-faisantes qui s'en élevent. Il est certain que la putridité des eaux stagnantes est beaucoup augmentée, qu'elle doit devenir funeste, par les débris des plantes & des animaux qui y pourrissent, il doit s'élever du tout une plus grande quantité de vapeurs, & des vapeurs plus dangereuses.* T. I. pag. 274. Elle ajoute que, *la corruption des eaux fait mourir les poissons.* Elle cite pour prouver le danger qu'il y a de s'exposer à ces vapeurs, *le marais de Roussan*, *ceux*, dit-elle, *qui habitoient les environs du marais en furent généralement affectés.* Bien plus ce fut là *le foyer de l'épizootie*, maladie qui a dévasté une partie de l'Europe, *Ibid* pag. 345. L'expérience a donc fait connoître depuis long-temps le dangereux effets des eaux corrompues, y remédier c'est donc rendre un grand service au public. On ne sauroit donc trop insister à lui faire connoître le pouvoir antiméphitique du vinaigre: augmentons nos preuves par le fait mémorable que voici.

XXVI. EXPÉRIENCE.

M. le docteur, abbé TISSIER, a vérifié que *l'eau croupie des petites mares*, avoient causé une épidémie meurtriere *à Rouvrain-Saint-Denis.* Et ce docteur y a remédié, avec *du vinaigre;* donc cet acide a la puissance de neutraliser le gaz méphitique qui s'exhale des eaux corrompues; le vinaigre détruit donc la source des maladies contagieuses qui dévastent les villes & les campagnes: sous ce point de vue, qu'on juge de quelle importance est la découverte de l'anti méphitique. Voyons-la maintenant sous un autre aspect.

XXVIe. EXPERIENCE, *qui prouve que le vinaigre remédie promptement à la mortalité, causée par la corruption animale.*

Je certifie & atteste qu'étant arrivé le 20 Mai 1782, à ma maison de campagne, mes vers à soie étoient en ce moment en très-mauvais état, il y avoit deux jours qu'ils étoient sortis de la troisieme mue, ils avoient une mauvaise couleur, ils étoient foibles & manquoient d'appétit; la veille & le jour de mon arrivée leur avoit été funeste, il en étoit *mort quantité*, le reste qui étoit encore le plus grand nombre *alloit périr* : les femmes qui en avoient eu soin étoient sur le point *de les abandonner*. J'observai, en entrant dans leur chambre, *une odeur insupportable*, & aussi-tôt après avoir reconnu leur état, sans perdre du temps, je fis arroser le plancher avec une peinte *de vinaigre*, *la mauvaise odeur disparut*. Demi-heure après, les vers prirent du courage *& de l'appétit*, & plus encore qu'ils ne l'avoient eu depuis qu'ils avoient été déposés dans cette chambre sur des tables. L'on continua tous les jours les mêmes arrosements, *peu moururent ;* la montée se fit en peu de jours, tous filerent leurs cocons, & en général ils les acheverent bien. L'année suivante 1783, les arrosements avec *le vinaigre*, une fois commencés, ne cesserent qu'à la levée des cocons de dessus la bruyere; & depuis leur naissance jusqu'alors *il n'en périt pas la centieme partie*. Enfin, mes grangers ont remarqué que leurs voisins, qui ont mis en usage l'arrosement avec *le vinaigre*, ont beaucoup *mieux réussi* l'année derniere, que ceux qui ont resté attachés à leur ancienne pratique.

A Lyon, ce 18 Mai 1784.

Signé DARESTE, négociant.

D'où provenoit la mortalité de ces vers à soie? Du méphitisme de leur respiration & de leurs excréments; car, l'expérience n'a que trop prouvé que la respiration des hommes & des animaux est très-méphitique; il est donc bien évident que le vinaigre annihile le gaz méphitique, & en débarrasse l'air que nous respirons, dès lors la mortalité cesse. *Sublata causa tollitur effectus.*

Que reste-t-il à faire après avoir prouvé par des faits nombreux les funestes effets du méphitisme putride sur les hommes & sur les animaux, & la puissance qu'a le vinaigre d'annihiler cette vapeur meurtriere : C'est de prouver actuellement les effets que produit ce même méphitisme sur des lumieres, & sur des tisons embrasés, cette derniere épreuve achevera de démontrer que cet acide a été justement dénommé l'antiméphitique, en effet il possede la faculté de neutraliser promptement le gaz dangereux qui se dégage de toutes les matieres en putréfaction. Appellons-en encore ici à l'expérience. Pour cet effet, ne perdons pas de vue qu'*on reconnoît la présence du méphitisme, lorsque la lumiere s'y éteint.* C'est ainsi que la société royale de médecine, l'a attesté dans la préface de son histoire; elle l'assure de nouveau dans son rapport de 1779 & dans celui des 178[illegible], *si la lumiere s'éteint*, dit elle, *dans une excavation, cela prouveroit que l'air seroit très meurtrier.* pag. 30 & 31. Voyons donc ce qu'a produit le vinaigre là où la lumiere s'est éteinte par l'action du méphitisme.

XXVIIe. & XXVIIIe. *Expériences, qui démontrent que le vinaigre neutralise le méphitisme qui s'exhale des cadavres.*

Je soussigné, maître en pharmacie de la ville de Lyon, certifie qu'il y a quatre mois, un cadavre fut inhumé dans un caveau, situé en dessous du chœur de l'église de saint Benoît : ce caveau a été ouvert il y a quinze jours, pour y descendre un autre corps; les religieuses qui se présenterent pour y descendre, avoient chacune un cierge allumé à la main; à peine furent-elles à l'entrée du caveau que, *toutes les lumieres furent éteintes;* on les ralluma, *elles s'éteignirent de nouveau;* on lia quatre cierges ensemble, *les lumieres quoique réunies ne résisterent pas mieux à la vapeur méphitique;* enfin, un *gros flambeau s'y éteignit de même. L'odeur* qui s'exhaloit de ce caveau, étoit des plus fétides : (*a*) il y avoit à craindre quelque fâcheux événement, *sur-tout après l'extinction des lumieres.* Etant présent, il étoit du devoir de mon ministere d'y remédier & de prévenir tout accident. En conséquence, je mis en pratique la découverte de M. JANIN, je versai dans ce caveau *du vinaigre* en l'aspergeant : *dans l'instant l'odeur infecte fut anéantie.* (Signe évident que le vinaigre neutralise le méphitisme. En voici la preuve.) Alors on y présenta *de nouvelles lumieres, qui ne souffrirent plus d'altération, même au fond du caveau :* ce qui détermina plusieurs religieuses à y descendre; *elles n'y furent du tout pas incommodées,* cependant elles y séjournerent un assez long espace de temps, puisqu'elles déshabillerent la défunte & la mirent dans son suaire, ainsi qu'il est d'usage dans ce monastere.

(*a*) L'expérience de tous les siecles a prouvé & démontré que la puanteur est méphitique, elle est un poison plus ou moins subtil en raison de son intensité, mais il n'est pas moins certain que le premier degré nuit à la santé des hommes & des animaux, le second degré les rend plus ou moins malades, enfin, le dernier degré d'intensité de la puanteur frappe d'asphyxie ou de mort ceux qui approchent du foyer d'où elle s'exhale. La puantent agit donc alors comme un poison subtil, elle est un poison lent lorsque les miasme sont divisés dans le vague de l'air. Témoin les observations de *Paré, Huguenot, Sauvages, Baron, Gardane, Ramazini, Macquer, de Boisseux, Cadet, Lavoisier, Fougeroux, Laborie, Demilly, Parmentié, Lori, Van-Swieten, Piatoli, Pringle,* &c. & celles de l'académie & de la société de médecine. Disons aussi qu'il y a trois especes de mofettes, les minérales, celles qui proviennent de la fermentation vineuse, telles que celle du vin, de la biere, du cidre : celle du charbon allumé, &c. Enfin, celles qui s'exhalent des corps en putréfaction. Ces trois especes de méphitisme sont de deux natures, la premiere est acide ; la seconde est alkaline; le méphitisme acide n'a point d'odeur, tandis que le méphitisme alkalin se manifeste par la puanteur. Ainsi vouloir confondre ces deux especes de méphitisme, c'est annoncer son ignorance ou sa mauvaise foi.

J'atteste encore qu'une personne, peu de temps après qu'elle eut expirée, des suites d'une fievre maligne, son cadavre répandoit *une odeur si horrible*, qu'on ne pouvoit rester, ni dans la chambre où il étoit, ni dans les appartements voisins, *sans s'y trouver très-incommodé.* Je fis mettre *du vinaigre* en évaporation, & en fis répandre sur le corps infect. *Dès-lors la vapeur méphitique cessa d'altérer l'air environnant*, & ne se renouvella point pendant les vingt-quatre heures qui précéderent l'enterrement: le tout contenant vérité, j'ai cédé la présente déclaration à M. *Janin*, pour lui servir & valoir ainsi que de raison. A Lyon, ce 28 août 1782.

Signé COUZE.

XXIXe. EXPERIENCE.

Nous soussignées, après avoir pris lecture du certificat qui a été remis à M. *Janin de Combe Blanche*, par M. *Couze* notre apothicaire, en date du 28 août de l'année derniere; déclarons & attestons que l'exposé qu'a fait M. *Couze* de l'événement arrivé dans notre caveau sépulcral, est conforme à la vérité. Nous ajoutons que, depuis cette *heureuse expérience du vinaigre*, *nous avons répandu de cet acide dans ledit caveau*, *toutes les fois qu'on l'a rouvert*, *& qu'il a produit constamment les mêmes bons effets*, *en détruisant la mauvaise odeur.* Depuis cette époque, *les lumieres ne s'y sont plus éteintes*, *& aucune de nos religieuses*, *qui y sont descendues*, *n'a été incommodée:* nous devons à M. *Janin*, par reconnoissance, ce témoignage *du succès de sa découverte*; en foi de ce, à Lyon, dans notre monastere de St. Benoît, le 30 octobre 1783.

Signés, sœur *Anne Trollier de Meximieux*, sousprieure. Sœur St. *Jérôme Germain*, doyenne. Sœur *Antoine Dufrene*, discrete. Sœur Ste. *Hélene Girardon*, discrete. Sœur Ste. *Félicité Trollier*, discrete. Sœur Ste. *Gertrude Renaud.*

Depuis lors les dames de St. Benoît ont continué

les projections *du vinaigre* toutes les fois qu'elles ont fait rouvrir ledit caveau, toujours avec le même succès. Voilà donc un succès continu depuis quatre ans. Quelle preuve plus démonstrative que celle-là, que cet acide neutralise le méphitisme qui s'exhale des sépultures. En voici encore une autre preuve.

XXXe. EXPERIENCE.

MM. *Cadet*, *Laborie* & *Parmentier* ont inséré cette expérience dans le *recueil des pieces concernant l'exhumation faite à Dunkerque* en 1783, la voici. *Des ouvriers qui travailloient à dépaver une chapelle dans le fond de l'église, souleverent une grande tombe qui couvroit un caveau très-profond, négligé depuis long-temps. Il s'exhala au même instant une odeur si forte, qu'ils n'eurent que le temps de se sauver. M. Hecquet fit porter aussi-tôt sur les lieux trois fourneaux ardents*, (& ces fourneaux étoient chargés de vinaigre en évaporation). *Après s'être lavé avec du vinaigre lui & ses ouvriers, il s'avança à travers les flammes à l'entrée du caveau. M. Hecquet y fit jeter à deux reprises des tisons enflammés qui s'éteignirent aussi-tôt. On prodigua le lait de chaux; on y fit détonner du salpêtre, brûler des aromates*, les aspersions du vinaigre n'y furent pas épargnées, M. *Hecquet* eut le plus grand soin d'employer cet acide en boisson, en fumigation, & en aspersion: c'est ainsi qu'il l'a affirmé & déclaré nombre de fois dans son journal. *Lorsqu'il eut lieu de juger que le méphitisme étoit détruit*, ce qu'il reconnut lorsque le feu cessa de s'y éteindre, alors *il fit combler ce même caveau*, pag. 49.

Qu'ont conclu de ce fait MM. *Cadet*, *Laborie* & *Parmentier*? ceci mérite attention. *L'extinction des lumieres, disent-ils, atteste l'existance du méphitisme*, *ibid.* pag. 59. Donc lorsque les lumieres sont éteintes par le gaz putride, & que les projections du vinaigre les ont mises dans le cas de bien brûler; il suit de là que cet acide a neutralisé le méphitisme, car s'il ne l'avoit pas annihilé, les lumieres ne pourroient y brûler. Cette conséquence découle de source, elle est dans les propres principes de ces trois grands chimistes, & dans ceux de tous les physiciens; ainsi, nous voilà d'accord sur tous les faits. Il est donc prouvé que tout ce qu'ont dit & écrit, contre ma découverte, MM. *Cadet*, *Laborie* & *Parmentier*, est démenti par leur propre expérience, par leurs propres aveux. Quelle honte pour eux d'avoir fait tant de vacarme, & d'avoir élevé tant de nuages pour cacher la vérité!

XXXIe. EXPERIENCE, *qui démontre que le vinaigre neutralise promptement le méphitisme des latrines.*

A M. JANIN.

Mâcon, 9 *novembre* 1783.

Monsieur, ayant éprouvé les bons effets *du vinaigre depuis deux ans*, en désinfectant par son moyen une conduite de latrines qui infectoit mon appartement; je n'ai pas hésité à en faire usage, conformément à ce que vous prescrivez dans votre *antiméphitique;* & c'est en finissant l'opération que j'ai l'honneur de vous écrire. M'étant transporté dans une maison pour y faire faire des réparations, & notamment à la fosse d'aisance, qui est très vaste & très-profonde, & qui depuis un temps immémorial n'avoit pas été vuidée; j'observai que toutes les conduites exhaloient *une puanteur insupportable*. La clef de la voûte est placée dans un local très-étroit, peu favorable au travail, & contenant peu d'air. En conséquence, je me décidai à suivre littéralement vos procédés: d'abord je fis mettre *du vinaigre*, mi-partie d'eau en évaporation, aux quatre coins de la clef de la voûte; alors on procéda à son enlevement. *La vapeur qui sortoit de la fosse étoit des plus infectes;* elle auroit été insoutenable sans *le vinaigre en évaporation*. Pour bien m'assurer de l'état de l'air de cette fosse, j'y fis descendre *une chandelle allumée; à peine y fut elle introduite, que la flamme languit, puis s'éteignit*. Assuré que j'étois, que lorsqu'une chandelle *s'éteint*, cela annonce *la présence réelle du méphitisme & le danger de s'y opposer ;* je saisis cette circonstance, de mettre votre découverte à l'épreuve : je remplis une grande seringue *de vinaigre*, toujours mi-partie d'eau ; j'en injectai dans la fosse, sans m'approcher de trop près de son ouverture. Environ deux bouteilles ordinaires *de vinaigre* ayant été employées à ce travail, je fis descendre de nouveau dans la fosse *une chandelle allumée*, & j'ai eu la satisfaction *de la voir continuer de brûler.* Parvenu à la surface de la matiere, *la lumiere me parut moins brillante ;* ce qui me détermina à faire placer quatre réchauds allumés, sur lesquels je fis mettre *du vinaigre* en évaporation, le tout sur des planches carrées, que l'on descendit, par le moyen de cordages, sur la surface de la matiere, & que l'on éloigna de l'ouverture avec des perches le plus que l'on put. J'injectai encore *du vinaigre* dans la fosse toujours mêlé d'eau ; dès-lors *la flamme de la chandelle devint plus brillante*, & absolument semblable à celle qui brûle dans l'air atmosphérique. *La puanteur étant absolument dissipée*, cinq hommes commencerent & finirent en six jours cette vuidange, *sans avoir été un instant incommodés*, pas même lorsqu'ils se sont établis dans la fosse pour achever de la vuider. A dire vrai, j'ai fait entretenir les réchauds toujours allumés, chargés *de vinaigre* en évaporation, & je faisois jeter de cette liqueur de temps en temps dans la fosse. Ma contenance assurée, inspirée par les succès réitérés & constants que j'ai eu par votre méthode, a engagé les ouvriers à travailler sans interruption, excepté le temps des repas & celui du sommeil ; au lieu que dans les vuidanges ordinaires, il faut un nombre d'hommes, qu'on releve alternativement, après quelques moments de travail, sans quoi ils ne pourroient pas y résister. Ici cinq hommes ont suffit, & ont travaillé sans interruption, & sans éprouver *la moindre incommodité ; ce qu'ils n'auroient pu faire sans* votre découverte. Eh ! comment l'auroient-ils pu, puisque *l'extinction de la chandelle annonçoit que le gaz de cette fosse étoit incapable de servir à la respiration.* Conséquemment *qu'il auroit fait mourir*

mourir tous ceux qui l'auroient respiré. Les personnes du voisinage de cette maison ont été témoins de mon opération & de son succès. Quant à moi, je m'estime fort heureux d'avoir en cette occasion pu concourir avec vous, Monsieur, *à la conservation de la vie de ces cinq hommes, qui certainement auroient péri dans cette fosse, ainsi que les maçons qui l'ont réparée*, si on n'avoit mis en usage votre merveilleuse découverte. La reconnoissance & l'humanité ont dicté cet écrit, & m'ont déterminé à vous l'adresser par la poste, comme la voie la plus prompte & la plus sûre, pour vous le faire parvenir. Recevez, Monsieur, l'assurance de mon estime, &c.

Signé CHARNY, architecte.

XXXIIe. EXPERIENCE.

Je soussigné, chirurgien de S. A. R. Mgr. L'ARCHIDUC FERDINAND, déclare & certifie que la garnison de Lodi ville du Milanois, environnée de marécages, cette garnison, dis-je, fut attaquée d'une épidémie scorbutique, qui causa une grande mortalité, & cela malgré qu'on eût administré les plus puissants anti-scorbutiques. L'insigne infection qui s'exhaloit des malades, des mourants & des morts, rendoit les approches de l'hôpital non-seulement insupportables, mais dangereux, d'autant plus que cette maladie étoit contagieuse, Jusque-là rien n'avoit pu en arrêter les progrès, ni la malignité ; on se décida enfin à répandre *du vinaigre* dans les salles des malades ; cet acide produisit un si grand effet, que dans le moment même l'affreuse puanteur cessa de nous incommoder. Cet excellent anti-méphitique fit plus encore, sa simple vapeur fut un spécifique contre cette épidémie ; dès-lors la mortalité n'eut plus lieu, les malades, même ceux qui étoient dans l'état le plus dangereux, furent sous peu de jours en pleine convalescence, moyennant les arrosements faits & répétés plusieurs fois le jour avec *du vinaigre ;* & la santé succéda promptement à une épidémie meurtriere. Tel est l'exposé fidele du succès qu'a eu cet acide à l'hôpital militaire de Lodi ; succès qui vient à l'appui des faits qui ont été insérés dans *l'anti-méphitique*, & autres écrits publiés par M. *Janin*. Le tout contenant vérité, j'ai signé le présent certificat.

Signé Joseph Büeler, *chirurgien de* S. A. R. L'ARCHIDUC FERDINAND.

CONCLUSION.

Le résultat heureux de toutes ces expériences fera conclure à tout homme juste & impartial, que, si on avoit employé du vinaigre dans une des fosses d'aisance de Metz, sept hommes n'auroient pas été étouffés par le méphitisme à l'ouverture de cette fosse ; trois vuidangeurs ne seroient pas morts dans une autre à Nîmes ; ceux de Villette n'auroient pas péri dans une cave méphitique, on auroit donc pu prévenir tant de catastrophes ; on l'auroit pu, mais l'envie a fait siffler ses serpents, la discorde a secoué sa torche lugubre ; les esprits, égarés par le tumulte & par les cris redoublés de la sombre jalousie, ont perdu de vue leurs véritables intérêts. Qu'a-t-il résulté de là ? des malheurs. Malheurs qu'on auroit pu prévenir par ma découverte ; & ces malheureux événements auroient encore continué, si je n'avois eu le courage de défendre la vérité, & de la défendre contre la multitude qui l'opprimoit ; j'en suis dédommagé par la douce satisfaction de l'avoir retirée du fond du puits, où l'avoit précipitée, ceux même qui sont voués par état à la défendre. Comment se peut-il que des hommes destinés à instruire les autres, aient favorisé l'erreur, l'aient favorisée & répandue au détriment de la vérité ; heureusement

La vérité renaît, l'erreur s'évanouit. VOLT.

Il est évident, d'après tous les faits que nous venons de rapporter, que, par-tout où la lumiere s'éteint, par-tout où les hommes & les animaux sont malades, asphyxiés ou étouffés par le méphitisme putride, il y a le plus éminent danger de s'y exposer, l'expérience a prouvé aussi que ce méphitisme se manifeste à l'odorat par *une puanteur fade ;* il n'est pas moins évident par les preuves nombreuses que nous venons de rapporter, que le vinaigre neutralise le gaz méphitique, de quelque nature que soit la putréfaction d'où il se dégage; car il a été bien vérifié & bien constaté, lors de ces expériences, qu'aussi-tôt que le vinaigre a été versé sur les matieres putrides, aussi-tôt le méphitisme a cessé d'exercer ses ravages; dès-lors la santé & la vie ont été en sûreté; dès-lors la lumiere y a bien brûlé, parce que les miasmes pernicieux ont été annihilés par l'acide, parce qu'à ce gaz dangereux a succédé un air respirable; alors les hommes & les animaux ont pu diriger leurs pas avec sûreté; là, où peu d'instants avant régnoit la mort; là, où elle immoloit tous ceux qui osoient en approcher. Cet acide fait plus encore, il a arraché à la mort les victimes qu'elle commençoit d'immoler; en effet, ceux qui ont eu le malheur d'être malades ou asphyxiés par le méphitisme putride, n'ont eu besoin que d'un peu de vinaigre pour être guéris ou rappellés à la vie; enfin, le vinaigre a fait cesser des épidémies. Tels sont les résultats heureux des expériences qu'on a faites, & répétées avec *l'anti-méphitique :* expériences d'autant plus décisives, qu'elles ont également réussi dans des circonstances différentes, dans toutes les saisons de l'année, en différents climats, & dans des moments si périlleux, qu'il n'y avoit pas un instant à perdre. Il résulte de cette multitude de faits, que *l'efficacité surprenante du vinaigre pour dissiper le méphitisme* putride, est enfin prouvée & très-bien démontrée; car, *ce qui a été vrai une fois en physique, ne peut cesser de l'être*, dit l'illustre *Thomas*, *tant que la nature ne change pas ; & elle ne change pas au gré des pas-*

sions humaines. Opposera-t-on encore le raisonnement à des expériences aussi précises & aussi multipliées ? Non, le temps des suppositions est passé, on n'écoute pas les sophistes, les envieux & les jaloux, lorsqu'on est éclairé par l'expérience.

Lu & approuvé à Lyon, ce 26 mars 1786.
Signé VITET.

Vu l'approbation, permis d'imprimer à Lyon, le 27 mars 1786. *Signé* BASSET, Lieut. Gén. de Police.

A LYON, chez FAUCHEUX, Imprimeur-Libraire, quai des Célestins. 1786.

www.ingramcontent.com/pod-product-compliance
Ingram Content Group UK Ltd.
Pitfield, Milton Keynes, MK11 3LW, UK
UKHW021042180726
13838UKWH00004B/1961